ufilho

Pharmacie

Domestique,

ARRANGÉE

Par Dufilho jeune,

Rue de Chartres,

A la Nouvelle-Orléans.

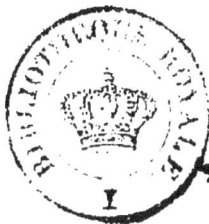

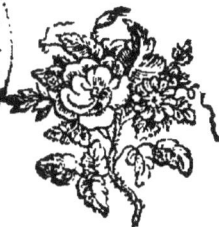

à Bordeaux

De l'Imprimerie d'André Brossier,

Marchand et Fabricant de Papiers, rue Royale.

JUILLET 1817.

PHARMACIE

DOMESTIQUE.

Usage et Dose

des Médicamens.

ALCALI VOLATIL FLUOR.

Pour faire revenir les asphyxiés ou les personnes qui ont perdu connaissance : on en imbibe un bout de papier qu'on approche des narines et de la bouche sans faire toucher la peau. ▰

On l'emploie aussi dans les morsures de vipères ou piqûres d'insectes vénimeux, ainsi que pour les brûlures : on l'applique de suite sur la partie, avec un linge, étendu de quatre à cinq parties d'eau.

ÉTHER RECTIFIÉ.

Il convient dans tous les cas de spasme, dans les palpitations de cœur, dans les faiblesses d'estomac, dans les affections vaporeuses ou nerveuses. ▬▬ La dose est de quatre à douze gouttes dans un peu d'eau sucrée ou d'eau de fleur d'orange, et même sur un morceau de sucre.

BAUME DU COMMANDEUR.

Il est vulnéraire, dessicatif et consolidant : on le prend intérieurement avec un peu d'eau, dans les cas de malignité, et pour provoquer la sueur. ▬▬ La dose est de dix à quarante gouttes.

Son principal usage est pour l'extérieur : il convient dans les plaies simples nouvelles ; il consolide, empêche la suppuration et guérit en fort peu de temps.

Il sert aussi pour les maux de dents, appliqué directement avec un peu de coton.

BAUME DE COPAHU.

Il est diurétique, astringent ; il convient particulièrement dans les gonorrhées finissantes, les fleurs blanches et les faiblesses d'estomac qui en sont la suite. ━━━ La dose est d'un à quatre gros dans vingt-quatre heures, mêlé avec un jaune d'œuf, du sucre, ou battu avec un peu de lait.

BAUME DE GÉNEVIÈVE.

Il déterge, consolide et guérit les vieilles plaies et les parties gangrenées ou meurtries. On l'applique sur du linge très fin ou de la charpie, et on couvre la plaie avec du papier souple. On panse deux fois par jour, et lorsque la suppuration est peu abondante, un pansement par vingt-quatre heures suffit.

CAMPHRE.

Son usage est interne et externe : dans la gangrène, les ulcères putrides, les chairs fongueuses, dans les maladies contagieuses, putrides et inflammatoires. ━━━ A l'intérieur, la dose est de quatre à huit grains en pilules, dans un peu de confiture, ou pris avec toute autre chose appropriée. Pour l'extérieur, on le dissout dans l'eau-de-vie à la dose de demi-once par bouteille.

CRÈME DE TARTRE.

Purgatif doux, rafraîchissant et anti-putride. ━━━ On la prend à la dose d'une once dans une bouteille d'eau sucrée. On en fait une limonade agréable que l'on boit dans la journée, en ne mettant que deux gros par bouteille.

*

ÉMÉTIQUE.

Vomitif dont on met deux ou trois grains dans un verre d'eau, et qu'on prend par cuillerées tous les quarts d'heure, conditionnellement.

━━ On le donne aussi à la dose d'un grain dans une bouteille d'eau, comme altérant, pour évacuer la bile.

On aide le vomissement par de l'eau tiède.

EXTRAIT DE SATURNE.

Pour les dartres et les inflammations extérieures en général, on en met environ une cuillerée dans une bouteille d'eau pour la blanchir, et on en bassine souvent la partie. Son effet, très répercussif, exige qu'on s'en serve avec modération.

ESPRIT DE NITRE DULCIFIÉ.

Il rafraîchit et donne du ton à l'estomac. Il excite la sécrétion des urines et calme la soif. ━━ Il se prend dans un véhicule convenable, à la dose de vingt-cinq à cinquante gouttes, plusieurs fois par jour.

ELIXIR DE VITRIOL.

Puissant fortifiant pour l'estomac et le cerveau ; préservatif contre l'apoplexie et les crises d'épilepsie.

—— Il se donne étendu dans un liquide approprié à la dose de dix à trente gouttes, répétée plusieurs fois par jour.

ELIXIR PARÉGORIQUE.

Il calme la toux, provoque la transpiration, diminue la difficulté de respirer et divise les glaires. —— Il se prend dans un véhicule convenable, à la dose de demi-gros à un gros par douze heures.

IPÉCACUANHA.

Vomitif doux, qui doit être préféré à l'émétique, lorsque le sujet a une poitrine délicate, qu'il a la diarrhée ou que la langue annonce de la sécheresse. —— La dose est de dix-huit à trente grains, pris en deux ou trois fois, conditionnellement, à demi-heure d'intervalle.

On aide l'effet par de l'eau tiède.

JALAP.

Poudre purgative qui produit l'effet d'une médecine ordinaire, lorsqu'on la prend délayée dans un bouillon ou un peu de thé, à la dose de quarante à soixante grains.

KERMÈS MINÉRAL.

On l'emploie dans presque toutes les affections catarrheuses ou de rhume de poitrine, pour procurer

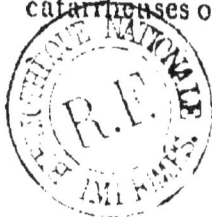

et faciliter l'expectoration. Il divise et évacue la bile, et détache les humeurs visqueuses de la poitrine : il agit comme puissant incisif.

▬▬▬ La dose est de deux grains, dans quatre à cinq onces de looch, ou de boisson adoucissante, qu'on prend par cuillerée toutes les deux heures : on le divise aussi avec du sucre, pour en user par fraction de grain.

LAUDANUM LIQUIDE,
OU GOUTTES ANODINES.

Il calme les coliques violentes, les dévoiemens, les dyssenteries, les superpurgations ; en un mot, c'est un très puissant calmant qui provoque le sommeil.

▬▬▬ La dose est de dix à vingt-cinq gouttes dans un peu d'eau ou tout autre liquide, pris en deux ou trois fois, conditionnellement.

MAGNÉSIE.

Elle absorbe les acides ou aigreurs qui se trouvent dans l'estomac ; arrête les indispositions qu'elles occasionnent, et purge légèrement. Chez les enfans, ces propriétés sont d'autant plus essentielles, que ce remède n'a pas de mauvais goût, et dans aucun cas il ne nuit pas.

▬▬▬ La dose est de quelques grains, jusqu'à plusieurs gros, délayée dans de l'eau sucrée.

MÉDECINE. *(Espèces pour la composer.)*

Pour préparer cette purgation, il faut mettre toutes les substances, à l'exception de la manne, dans un poélon avec un bon verre d'eau : on chauffe le liquide presque jusqu'à ébulition, on l'entretient dans cet état, en agitant souvent, pendant une demi-heure ; on ajoute la manne, et lorsqu'elle est fondue on coule à travers un linge en exprimant légèrement. Après une heure de repos, on verse la liqueur par inclination, et on l'aromatise si on le juge à propos.

MANNE.

Purgatif doux qui convient à tous les âges et à tous les tempéramens. Elle fait presque toujours partie des purgations ordinaires ; mais aussi elle s'emploie seule à des doses différentes, selon l'âge, depuis demi-once jusqu'à trois, fondue dans du lait ou dans du bouillon ; et prise en se couchant, elle devient un doux purgatif, qui convient dans les catarrhes.

ONGUENT BASILICUM.

Il prépare et entretient la suppuration des plaies, et est très convenable pour le pansement journalier des vésicatoires qui n'ont qu'une durée déterminée.

ONGUENT MERCURIEL
DOUBLE.

Fondant et résolutif ; il sert dans les maladies vé-
nériennes ou présumé telles. ▬▬▬ On l'emploie en
frictions à la dose de quelques grains jusqu'à un
gros. Il détruit la vermine, lorsqu'on en frotte très
légèrement les parties infectées.

QUINQUINA.

Puissant fébrifuge et tonique. ▬▬▬ Dans le premier
cas, on le prend délayé dans un peu d'eau ou de tisane, à la dose d'un gros, répétée quatre à six fois dans
la journée, selon l'urgence. ▬▬▬ Comme tonique,
on en divise un gros en cinq à six prises, et on en
prend une par jour, enveloppée dans la première
cuillerée de soupe. ▬▬▬ On en fait usage aussi en
infusion et en décoction, intérieurement ou exté-
rieurement ; mais toujours comme fébrifuge, tonique ou anti-putride.

RHUBARBE.

Elle est purgative, fortifiante, astringente, anti-
bilieuse et vermifuge. ▬▬▬ On en mâche le matin à
jeun, pour donner du ton à l'estomac, et fortifier les
gencives. On en prend au moment du dîner, seule ou
mêlée avec un peu de quina, à la dose de huit à dix
grains. L'infusion de demi-gros convient pour les

enfans à qui la dentition ou les vers causent la diarrhée.

SEL DE GLAUBER.

Il purge la bile et rafraîchit. Mis dans une bouteille d'eau, à la dose d'une once et demie à deux onces, prise par verrées dans la matinée, on obtient l'effet d'une purgation ordinaire. ▬▬ L'usage de deux gros de ce sel, tous les matins, pendant douze ou quinze jours, dans un bouillon frais ou une boisson appropriée à l'état du sujet, détermine la liberté du ventre, et évacue doucement la bile.

SEL DE NITRE.

Ce sel est rafraîchissant, tempérant, diurétique et apéritif. ▬▬ On en use dans la tisane ou toute autre boisson, à la dose d'un gros par douze heures; à plus forte dose, il agirait comme astringent.

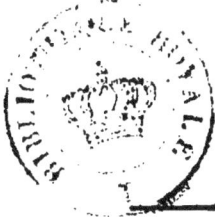

www.ingramcontent.com/pod-product-compliance
Lightning Source LLC
Chambersburg PA
CBHW050412210326
41520CB00020B/6563